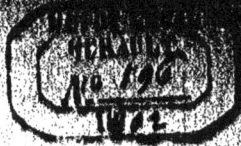

DE L'EXTIRPATION

PAR LA VOIE BUCCALE

DES

KYSTES DERMOÏDES MÉDIANS

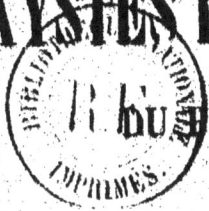

DU PLANCHER SUBLINGUAL

PAR

A. IMBERT

DOCTEUR EN MÉDECINE

MONTPELLIER

IMPRIMERIE G. FIRMIN, MONTANE ET SICARDI

Rue Ferdinand Fabre et quai du Verdanson

1902

DE L'EXTIRPATION

PAR LA VOIE BUCCALE

DES

KYSTES DERMOÏDES MÉDIANS

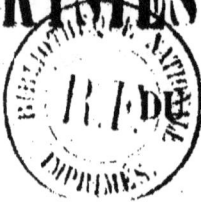

DU PLANCHER SUBLINGUAL

PAR

A. IMBERT

DOCTEUR EN MÉDECINE

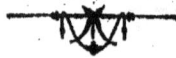

MONTPELLIER
IMPRIMERIE G. FIRMIN, MONTANE ET SICARDI
Rue Ferdinand Fabre et quai du Verdanson
—
1902

A MON PÈRE

A MA MÈRE

A MES SŒURS

Hommage d'affection et de reconnaissance.

A TOUS MES PARENTS

A MES AMIS

A. IMBERT.

DE L'EXTIRPATION

PAR LA VOIE BUCCALE

DES

KYSTES DERMOÏDES MÉDIANS

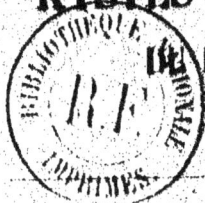

DU PLANCHER SUBLINGUAL

INTRODUCTION

Les kystes dermoïdes médians du plancher buccal sont
parfaitement connus au point de vue pathogénique et
clinique. On sait, depuis les travaux de Remak, Verneuil
et Lannelongue, qu'ils sont dus à l'emprisonnement dans
les tissus de l'embryon d'un pli de l'ectoderme dont le
pédicule s'étrangle peu à peu sans jamais se résorber
entièrement. Il en résulte que ces kystes, développés dans
une région où les organes sont faciles à séparer, comme
le plancher buccal, ne sont pas adhérents aux muscles et
aux vaisseaux, mais qu'ils sont pour ainsi dire « agrafés »
aux apophyses géni, ou même à l'os hyoïde. C'est à cause
de cette particularité anatomique, nettement expliquée par

l'embryologie, que M. Gérard-Marchant a désigné ces kystes sous le nom de kystes ad-géniens et ad-hyoïdiens. A leur étude clinique, si clairement exposée par MM. Lannelongue et Achard, il n'y a rien à ajouter. Ils ont une physionomie si personnelle que quand on se souvient de leurs caractères physiques — forme, couleur, consistance, etc., on doit, sans grands risques de faire une erreur de diagnostic, d'ailleurs peu préjudiciable au patient, éliminer rapidement l'hypothèse d'un abcès froid, d'une adénite, d'un angiome, d'une grenouillette sublinguale ou d'un lipome, qui, avec le cancer, constituent la pathologie du plancher de la bouche.

Ces kystes n'offrent plus au chirurgien qu'un point de discussion : celui de leur traitement. Non pas que l'on puisse hésiter entre plusieurs procédés, comme ceux auxquels s'ingéniaient nos prédécesseurs de l'ère préantiseptique, où le bistouri enfonçait dans les tissus les germes de l'infection purulente. A l'heure actuelle, on considère le kyste dermoïde comme un corps étranger, qu'il faut, non pas détruire dans les tissus pour en obtenir péniblement la résorption ou l'élimination par une suppuration prolongée, mais que l'on doit enlever d'un bloc, sans l'ouvrir, en faisant suivre cette ablation d'une sorte de capitonnage de la cavité opératoire pour en éviter l'infection secondaire.

Aussi est-ce seulement sur la voie qu'il convient d'aborder que la discussion est encore pendante : ces kystes peuvent être abordés, libérés et enlevés soit par la bouche, soit par la voie sus-hyoïdienne. Dans le premier cas, on incise la muqueuse, sur le plancher buccal, directement sur la tumeur. Dans le second, on incise la peau, on effondre les plans sous-jacents et on attire le kyste en bas. Jusqu'à ces derniers temps, on préférait la seconde voie, qui est évidemment la meilleure pour les kystes de la région sus-hyoïdienne, mais que l'on suivait dans tous les cas. Depuis quelque temps, les chirurgiens paraissent se rallier à la voie buccale dans les kystes médians du plancher de la bouche. Notre maître, M. le professeur Forgue, a opéré devant nous, en novembre dernier, un enfant dont nous devons l'observation à l'obligeance du docteur Abadie, son chef de clinique. L'opération fut facile, rapide, élégante ; le kyste enlevé, M. Forgue sutura avec un surjet de catgut les deux lèvres de la muqueuse qui recouvrait auparavant le kyste. La guérison fut rapide. On n'eut pas besoin de faire de pansement, il n'y avait pas de plaie ; il n'y eut pas de cicatrice sous-mentonnière, la peau n'avait pas été touchée. Et le kyste, en quelques coups de ciseaux mousses et courbes, avait été enlevé en bloc, avec une commodité que faisaient prévoir sa procidence dans la bouche et la faible adhérence de sa capsule aux muscles et à la muqueuse.

Quelques semaines après, M. le professeur Berger communiquait à la *Société de Chirurgie* de Paris une observation absolument identique et insistait sur ce fait, mal mis en évidence dans toutes les observations publiées jusqu'à lui, que ces « kystes *sont profonds dans la région sus-hyoïdienne, mais superficiels dans la bouche* ». Et il en concluait à l'utilité d'enlever ces kystes par la bouche.

Sans donner à cette communication une importance à laquelle elle ne prétend pas, nous avons cru trouver là le sujet d'un modeste travail : puisque l'extirpation des kystes sublinguaux par la voie buccale n'est pas encore considérée comme un procédé de choix, il nous a paru utile d'en montrer à nouveau les avantages et d'en préciser les indications. Nous avons réuni les quelques observations qu'il nous a été possible de trouver dans la littérature et nous avons tâché d'en tirer des conclusions sinon neuves, du moins probantes. Notre défaut d'expérience ne nous a pas permis d'aborder un sujet plus original.

Voici le plan de notre modeste travail :

Nous donnons en premier lieu l'observation inédite de M. le professeur Forgue.

Dans un premier chapitre, nous rappelons en quelques lignes les caractères anatomiques des kystes du plancher buccal.

Dans un second chapitre, nous indiquons brièvement leur physionomie clinique et rappelons les affections qui peuvent les simuler.

Dans un troisième chapitre, nous étudions les voies

d'accès sur les kystes et comparons la voie sus-hyoïdienne et la voie sublinguale.

Enfin, nous rapportons les observations qui ont servi de base à nos conclusions.

En terminant notre scolarité, il nous reste à remplir un très agréable devoir. Nous exprimons à nos maîtres de l'Ecole de médecine de Marseille et de la Faculté de Montpellier notre respectueuse reconnaissance. A notre éminent maître, M. le professeur Forgue, qui nous fait l'honneur d'accepter la présidence de notre thèse, nous ne saurions dire le plaisir fructueux que nous avons pris à suivre ses leçons cliniques à la fois si élégantes, si claires et si empreintes d'érudition diverse.

Nous remercions M. le docteur Abadie, chef de clinique chirurgicale, de l'amabilité avec laquelle il nous a communiqué l'observation inédite qui fait le sujet de notre thèse. M. Abadie préparait un travail sur ce sujet qu'il aurait illustré de quelques-uns des dessins si artistiques et si vivants qu'il plaît à son talent de disperser autour de lui. Nous les aurions reproduits avec plaisir dans ce modeste travail, si son mémoire avait paru. Ils auraient certainement montré plus clairement au lecteur ce que nous avons voulu expliquer en ces longues pages.

M. le professeur agrégé Jeanbrau nous a prodigué, pendant toute notre scolarité, des marques d'amitié dont nous conserverons un éternel souvenir. Qu'il nous permette de lui exprimer ici notre affectueuse reconnaissance.

OBSERVATION

Voici l'observation que nous devons à l'obligeance de M. le professeur Forgue et qui contient l'idée de ce modeste travail :

Kyste dermoïde médian du plancher buccal. — Extirpation
par la voie buccale.

(Recueillie par le docteur Jules Abadie, chef de clinique chirurgicale)

Marius C..., écolier, âgé de 9 ans, de Saint-Thibéry, a eu la rougeole il y a six mois. En examinant la langue, le médecin reconnaît l'existence d'une tumeur sublinguale du volume d'une noisette. Peu à peu celle-ci a augmenté de volume sans gêner notablement les mouvements de la langue, car c'est depuis qu'il a commencé à parler que l'enfant bégaie.

Examen. — Enfant vigoureux. Dans la bouche, on trouve une tumeur sphérique du volume d'un petit œuf de poule qui recouvre tout le plancher sublingual et soulève la langue, nettement médiane ; elle est comme bilobée par le frein, qui divise sa surface en deux moitiés égales. La surface de cette tumeur est régulière et lisse ; elle est de couleur jaune-rosé et non bleuâtre comme les grenouillettes sublinguales. De chaque côté du frein, la veine ranine qui descend de la langue est visible par transparence.

A la palpation, cette tumeur a une consistance pâteuse, mollasse, mais elle ne garde pas l'empreinte du doigt. Pas de sensation de fluctuation, mais se mobilise en totalité dans le sens transversal. Il ne semble pas y avoir de prolongement dans la région sus-hyoïdienne ; toutefois, en pressant sur les régions sous-maxillaires, de bas en haut, on fait surgir dans la bouche la tumeur sublinguale ; mais il s'agit d'un soulèvement des tissus en masse.

M. le professeur Forgue porte le diagnostic de kyste dermoïde et en pratique l'ablation par la voie buccale.

Opération (18 novembre 1901). *Chloroforme.* — Un écarteur maintient la bouche ouverte, un aide pince la langue et la relève. M. Forgue fait une incision médiane antéropostérieure sur le frein de la langue. Une pince sur chaque lèvre de la muqueuse fait bailler l'incision et l'on voit apparaître une saillie blanchâtre ; avec la pointe mousse des ciseaux courbes, il est facile de décoller la muqueuse, de la tumeur, qui est rapidement libérée en haut, sur les parties latérales et en arrière ; elle n'est plus adhérente qu'en bas et en avant, probablement par un tractus fibreux qui s'insère sur les apophyses géni. Un coup de ciseaux sur cette attache permet l'énucléation de la tumeur. On tamponne la cavité qui ne saigne presque pas, puis, l'hémostase faite, l'on suture les deux lèvres de l'incision muqueuse par un surjet au catgut. — Lavages buccaux les jours suivants à l'aide d'une solution boriquée thymolée. Guérison sans incidents.

Examen macroscopique de la poche. — La poche a le volume d'une grosse noix. Sa paroi est fibreuse et d'une épaisseur de 1 millim. environ ; contenu sébacé des kystes dermoïdes.

Examen histologique. — La paroi est formée de deux couches : une couche fibro-conjonctive tapissée sur sa face interne par un épithélium stratifié. C'est donc un kyste dermoïde typique.

CHAPITRE PREMIER

Anatomie topographique du plancher buccal. — Anatomie
pathologique chirurgicale des kystes sublinguaux.

I. ANATOMIE TOPOGRAPHIQUE DU PLANCHER BUCCAL.

Le plancher de la bouche est une région limitée en haut
par la cavité buccale, en bas par le muscle mylo-hyoïdien
(Tillaux). Tout ce qui est au-dessus des muscles mylo-
hyoïdiens appartient à la bouche, donc à la tête ; tout ce
qui est au-dessous appartient au cou. En réalité, les
muscles mylo-hyoïdiens constituent, à proprement parler,
le plancher buccal. Si un néoplasme naît et se développe
au-dessus, il est et reste un néoplasme buccal ; lingual ou
sublingual suivant qu'il pénètre ou non dans la langue ;
si un néoplasme se développe au-dessous de la sangle
mylo-hyoïdienne, il s'agit d'un néoplasme sus-hyoïdien,
c'est-à-dire cervical.

La langue occupe et recouvre presque tout le plancher
buccal. Lorsqu'elle est au repos, couchée à plat dans
l'arc maxillaire, ses bords se moulent sur l'arcade dentaire
et si on fait ouvrir la bouche, on ne voit que le dos de la
langue entouré des dents. Mais si la personne examinée
relève sa langue, ou si sur le cadavre on soulève cet
organe en pinçant sa pointe, la partie libre de la langue

ainsi soulevée découvre une région tapissée de muqueuse, qui est la *région sublinguale* proprement dite du plancher buccal. Si, au contraire, on enlève la langue en coupant les génio-glosses et les génio-hyoïdiens, la région cruentée ainsi créée constitue la *portion linguale* du plancher buccal. Ce n'est plus une région normalement visible et accessible ayant une surface extérieure ; c'est une région que la dissection seule permet de découvrir et de limiter.

Un mot sur chacune de ces deux régions :

a) *Région sublinguale.* — Elle est limitée en avant par la concavité du maxillaire inférieur, en arrière par la face inférieure de la langue. Elle a une forme à peu près quadrilatère avec quatre côtés et quatre angles mousses ; l'angle antérieur correspond à la face postérieure de la symphyse du maxillaire ; l'angle postérieur au frein de la langue ; les angles latéraux à la 1re grosse molaire.

Le frein de la langue divise cette région en deux moitiés latérales. De chaque côté du frein se voient les veines ranines, qui font légèrement saillie sous la muqueuse et ont une coloration bleuâtre. En dehors de chaque veine, se voit une légère saillie, ayant les dimensions d'une petite amande et que soulève irrégulièrement la muqueuse : elle est due à la présence de la glande sublinguale. Sur les deux versants du frein, tout près de son insertion linguale, se voient les orifices des canaux de Wharton.

Si l'on dissèque la région, après avoir enlevé la muqueuse, on trouve, noyées dans une nappe de tissu celluleux, les veines et artères ranines, les glandes sublinguales et leurs nombreux petits canaux excréteurs, qui s'ouvrent isolément dans la cavité buccale sans jamais se réunir au canal de Wharton. Celui-ci, accolé à la face inférieure de la glande sublinguale, traverse obliquement la région sublinguale d'arrière en avant et de dehors en dedans pour aller s'ouvrir près du frein. Le canal de Wharton est accompagné du nerf lingual et de la veine linguale.

M. Tillaux a décrit, après Fleischmann, une « bourse muqueuse » entre la face inférieure de la muqueuse du plancher et la glande sublinguale. Pour cet auteur, il y aurait là une membrane en forme de poche et tapissée à son intérieur « d'une couche épithéliale ». Mais l'existence de cette bourse de Fleischmann et surtout l'existence d'un endothélium (car d'épithélium il ne peut être question), a été mise en doute et M. Alezais, après des recherches nombreuses sur le cadavre, a démontré qu'il n'y avait pas, à proprement parler, de bourse préformée dans le plancher buccal, et, par conséquent, qu'il n'y a pas lieu de décrire une poche muqueuse ou séreuse. L'erreur des anatomistes qui ont cru à cette formation est due à ce qu'il y a entre la muqueuse et les glandes sublinguales une couche assez épaisse de tissu cellulaire lâche et que le scalpel et la traction des pinces peuvent facilement créer à ses dépens une cavité que le microscope montre toujours dépourvue d'endothélium.

En continuant la direction, on trouve les muscles génioglosses qui, insérés aux apophyses géni, vont se perdre en éventail dans la langue. Les génio-hyoïdiens, situés au-dessous, vont directement à l'os hyoïde. Enfin, si l'on enlève ces muscles, on trouve les mylo-hyoïdiens, qui constituent la limite inférieure de la région sublinguale et la séparent de la région sus-hyoïdienne.

b) *Région linguale*. — Elle comprend la langue, les vaisseaux et nerfs qui s'y distribuent. Nous n'avons pas à nous en occuper, puisque nous n'étudions pas les kystes linguaux.

Ces quelques notions nous permettent de soupçonner les rapports des kystes qui peuvent naître dans le plancher sublingual avec les organes qu'il contient normalement.

II. Anatomie pathologique chirurgicale des kystes du plancher buccal.

Les kystes dermoïdes de cette région ont une forme régulièrement arrondie ou ovoïde; leur volume atteint souvent celui d'une grosse noix, d'un œuf de poule. Le petit malade opéré par M. le professeur Forgue avait un kyste de la grosseur d'un œuf de pigeon.

Dans une longue série de recherches sur le cadavre, Streckeisen en a rencontré, emprisonnés dans les tissus et ne faisant pas saillie dans la bouche, de la grosseur d'un grain de chènevis, d'un pois, d'une noisette.

Leur paroi a une épaisseur égale en tous ses points, de deux ou trois millimètres environ. Elle est fibreuse et, au microscope, ressemble à un morceau de peau embryonnaire; elle est constituée par un derme, sans glandes sudoripares et sans poils, mais avec des papilles peu développées, et d'un épithélium généralement stratifié, sans couche cornée. Jamais on ne trouve d'os, ni de cheveux, ni de dents dans l'intérieur de ces kystes. Leur contenu est formé d'une matière butyreuse, qui n'est autre chose que de la matière sébacée modifiée.

Lannelongue a montré que ces kystes étaient aseptiques et ne contenaient pas de microbes. On avait cru trouver, avec une apparence de raison, dans des infections atté-

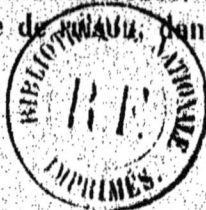

2

nuées, la cause des augmentations brusques de volume qui
se produisent quelquefois dans ces kystes. Mais il n'en est
rien. Ces kystes ne suppurent que très rarement, même
si on les incise, ce qui entraîne la pénétration de salive
dans leur intérieur et, par suite, leur infection par tous
les saprophytes pathogènes ou non de la cavité buccale.
Il faut chercher ailleurs l'explication de ces brusques
accroissements de volume : il est probable, comme l'ont dit
récemment Klemm et Recklinghausen, que ces kystes se
développent lentement dans la profondeur des tissus, et,
bridés par des résistances osseuses, musculaires ou fibreu-
ses, se laissent comprimer ; puis, un jour, un des pôles
du kyste moulé sur les organes voisins, trouvant un point
moins résistant, il se produit une sorte de détente qui
fait surgir le kyste dans un endroit dont il était éloigné.

Mais, ce qui est surtout important à noter au point de
vue chirurgical, ce sont les rapports de ces kystes avec les
organes voisins. Ces kystes ne sont pas adhérents aux
muscles ni aux vaisseaux, ni aux nerfs. Ils sont entourés
d'une lame celluleuse lâche qui, une fois ouverte, permet
très aisément de les libérer en totalité et de les énucléer.
Ils peuvent séparer les muscles génio-glosses ou génio-
hyoïdiens, ils ne leur adhèrent pas ou très faiblement.
Toutefois, dans les cas où on a pratiqué des cautérisations
de la muqueuse, des ponctions ou des incisions du kyste,
lorsque le kyste a suppuré, les conditions changent ; l'inflammation l'a fixé aux organes voisins et il est bien
difficile de l'enlever sans l'ouvrir ou sans risquer de couper
un muscle ou un canal de Wharton.

Mais, presque toujours, le kyste est adhérent en un
point : il est rarement libre dans le plancher buccal,
comme le serait, par exemple, une bille qu'on y aurait
introduite après incision de la muqueuse suturée ensuite.

Dans la plupart des cas où le chirurgien a disséqué avec
quelque attention, il a trouvé que le kyste était rattaché
soit au maxillaire, soit à l'os hyoïde, par un tractus
fibreux plus ou moins épais, plus ou moins long, mais
toujours très net. Il existait chez l'enfant opéré par M. le
professeur Forgue : lorsque le kyste eût été presque complètement énucléé, alors qu'on pouvait en voir les quatre
cinquièmes absolument nus et que la pince qui le tenait
pouvait le mobiliser en tous sens, M. Forgue reconnut que
le pôle inférieur était fixé par une adhérence solide et
résistante qui n'était autre chose qu'un tractus fibreux
inséré sur les apophyses géni supérieures. Celui-ci coupé,
le kyste fut libre.

Cette adhérence fixe le kyste soit au maxillaire inférieur, et en ce cas sur la ligne médiane, au niveau des
apophyses géni, soit à l'os hyoïde. D'où la division pro-
posée par M. Gérard-Marchant à la Société de chirurgie :
Kystes ad-géniens et Kystes ad-hyoïdiens. Division pure-
ment anatomique, difficile à établir en clinique, car le plus
souvent, c'est à l'intervention seulement que l'on reconnaît l'adhérence du kyste avec l'hyoïde ou le maxillaire.

Streckeisen a proposé une classification, aujourd'hui
partout citée, mais que personne n'accepte. Il divisait ces
kystes en quatre groupes : pré-hyoïdiens, supra-hyoïdiens,
épi-hyoïdiens, intra-hyoïdiens. Ce groupement a le tort
de faire graviter tous ces kystes autour de l'os hyoïde.

Rolland, en 1894, a colligé 51 observations de kystes
médians du plancher buccal : sur ces 51 cas, il a trouvé
18 cas où le kyste adhérait à l'os hyoïde, 8 où il s'atta-
chait au maxillaire ; dans 17 cas, il n'y avait pas d'adhérence osseuse ; dans 16 cas, on n'avait pas recherché cette
adhérence. Il est probable que si les observations publiées
étaient plus complètes et plus soigneusement recueillies,

presque tous les kystes franchement sublinguaux auraient une insertion génienne plutôt qu'hyoïdienne.

Il reste la question de la situation du kyste sur la ligne médiane ou sur les parties latérales. Les kystes franchement médians sont les plus fréquents. Ils écartent les génio-glosses et les génio-hyoïdiens et se développent au-dessus d'eux pour faire saillie sur le plancher buccal, ou au-dessous, vers le mylo-hyoïdien qu'ils peuvent traverser. On sait, en effet, depuis que Morestin l'a montré, que les mylo-hyoïdiens sont traversés par des prolongements des glandes sublinguales. Ces prolongements glandulaires s'insinuent par des interstices musculaires situés soit à la partie antérieure des mylo-hyoïdiens, soit sur leurs parties latérales. Il est donc logique d'admettre qu'un kyste qui est bridé en haut par les génio-hyoïdiens et les génio-glosses, puisse traverser le mylo-hyoïdien en agrandissant un de ces interstices et devenir à la fois sus-hyoïdien et sublingual. Cela doit être vrai surtout pour les kystes unilatéraux ou bilatéraux, ceux qui, développés entre le mylo-hyoïdien et les muscles géniens ne peuvent évoluer vers le plancher buccal en écartant ces derniers.

Cette dernière notion est très intéressante à connaître : fréquemment, en effet, un kyste est à la fois sublingual et sus-hyoïdien. L'intervention est incomplète si le chirurgien n'enlève pas les deux poches. S'il connaît cette disposition, il devra toujours en soupçonner l'existence et la rechercher.

CHAPITRE II

ETUDE CLINIQUE

Ces kystes n'attirent l'attention du malade que lorsqu'ils ont atteint un certain volume, surtout chez l'enfant. Les troubles de la succion, la gêne de la mastication ou de la parole sont alors l'occasion d'un examen de la bouche qui fait porter le diagnostic de tumeur par les parents. Le médecin est alors consulté.

Chez l'adulte, dès que le kyste fait une légère saillie sur le plancher buccal, le malade éprouve la sensation de corps étranger, et sa langue devient maladroite pour l'articulation des mots. L'incoordination des mouvements de la langue détermine cette modification de la voix si particulière, tantôt rauque, tantôt multitonale, tantôt chuchotée qui a fait donner aux kystes du plancher de la bouche le terme générique de grenouillette, par analogie avec le coassement des grenouilles. C'est ainsi que les anciens auteurs distinguaient les grenouillettes dermoïdes, les grenouillettes sanguines, les grenouillettes graisseuses, etc.

Les progrès de l'anatomie pathologique ont supprimé ces dénominations pittoresques, mais bien peu significatives, et on s'accorde aujourd'hui à ne voir là que des kystes dermoïdes, des angiomes ou des lipomes. Leurs symptômes fonctionnels sont communs : ils gênent la langue, et entravent ses fonctions, mais sont tous indolores. Leurs caractères physiques sont absolument différents, comme ils le sont pour les mêmes affections des autres régions du corps.

Les kystes dermoïdes du plancher buccal peuvent être limités au plancher buccal ; ils peuvent aussi être en même temps sus-hyoïdiens. Donc, il y a deux cas à considérer.

PREMIER CAS : *Kyste exclusivement sublingual*

Il s'agit à l'inspection d'une saillie médiane, c'est-à-dire symétrique par rapport au frein, qui soulève la muqueuse, repousse la langue contre le palais. Cette saillie, généralement sphérique, a une surface régulière, non bosselée ; à son niveau la muqueuse est normale, sauf si on l'a incisée ou cautérisée. Quelquefois le frein de la langue le divise en deux parties ; elle paraît étranglée. Sa couleur est blanc-jaunâtre, signe important et qui fit faire immédiatement le diagnostic par M. le professeur Forgue chez l'enfant dont il a bien voulu nous donner l'observation. On sait, en effet, que la grenouillette vraie, qui est ici l'affection dont on discute l'existence, est de couleur bleuâtre. Dans le kyste dermoïde, comme dans le lipome, d'ailleurs ici extrêmement rare, la muqueuse distendue laisse voir le kyste par translucidité.

La *palpation* permet de reconnaître que cette saillie n'est que la partie visible extériorisée d'une tumeur qui remplit le plancher buccal, se moule plus ou moins étroitement entre l'arc mandibulaire et la langue ; cette tumeur a une forme régulièrement arrondie, est parfaitement lisse, absolument indolente à la pression et complètement irréductible. Sa consistance est variable. Suivant les observations, on dit qu'elle est dure, molle, tendue, ferme, élastique, rénitente, pâteuse, fluctuante. Rolland se montre sceptique en ce qui concerne les renseignements fournis par la palpation et c'est lui qui a remarqué ces différences d'observation. Il ajoute que le signe auquel plusieurs chirurgiens ont ajouté tant d'importance, à savoir la mollesse pâteuse du kyste qui se laisse déprimer par le doigt et ne revient pas sur lui-même, est infidèle. Peut-être ; mais y a-t-il en clinique un signe qui soit toujours fidèle ?

Les symptômes dits pathognomoniques manquent quelquefois ; quand ils existent, ils n'en sont pas moins pathognomoniques. Pour nous, la consistance pâteuse nous paraît un des meilleurs caractères des kystes dermoïdes. Quand on l'a observée, on trouve qu'elle ne ressemble en rien à la mollesse d'un ganglion caséeux, d'un lipome, ou à la fluctuation d'un lymphangiome kystique, ou à la dépressibilité d'un angiome non réductible. D'ailleurs, et Rolland le remarque avec raison, les différences de consistance tiennent surtout au degré de réplétion du kyste : s'il est fortement rempli, il sera consistant comme un fibrome ; s'il est demi-plein, il sera mou comme un angiome sous-muqueux. Il suffit d'avoir vidé à demi une loupe du cuir chevelu pour se rendre compte de la réalité du fait.

La tumeur glisse-t-elle au-dessus du kyste ? Anatomiquement, oui ; cliniquement, il est malaisé de le savoir. On peut faire cependant un pli à la muqueuse avec une pince à forcipressure. Mais est-on sûr de ne pincer que la muqueuse ? Il faudrait que la nappe conjonctive sous-muqueuse soit très lâche et que la muqueuse ne soit pas distendue. Or, les conditions sont inverses généralement.

Les canaux de Wharton sont perméables : un grain de sel sur la langue et une goutte de salive sourd à leur orifice.

Reste à préciser un détail : peut-on savoir si un kyste est ou non adhérent ? S'il l'est, est-ce aux apophyses géni ou à l'os hyoïde ? M. Gérard-Marchant a conseillé d'établir le diagnostic de l'adhérence avant d'opérer, et il a appliqué à l'étude clinique sa division anatomique. Pour cet auteur, les kystes ad-hyoïdiens suivent les mouvements d'ascension de l'os hyoïde et montent avec le larynx. Au contraire, les kystes ad-géniens restent immobiles pendant la déglutition. Théoriquement, c'est possible ; pratiquement, c'est trop schématique. Le schéma, bon pour l'enseignement élémentaire, est souvent faux en clinique. Dans les mouvements de déglutition, il y a dans le cou un tel branle-bas, que tout le plancher buccal accompagne la langue dans son retrait vers le pharynx. On le sent bien sur soi-même si on se met un doigt sur la langue pendant une déglutition.

Les mylo-hyoïdiens et les génio-hyoïdiens en se contractant attirent en haut non-seulement les kystes ad-hyoïdiens, mais même les kystes du plancher sans adhérence osseuse. D'ailleurs, aujourd'hui un chirurgien ne trouve pas là une difficulté sérieuse. Qu'il opère par la voie buccale ou par la voie sus-hyoïdienne, ce qui est le point important, ce n'est pas l'insertion osseuse, ce sont le volume, l'étendue et les prolongements du kyste.

DEUXIÈME CAS. — *Kyste à la fois sublingual et sus-hyoïdien.*

Dans ce cas, les régions sous-mentale et sous-maxillaires sont soulevées plus ou moins nettement, et c'est cette voussure, ce « double menton » qui attire l'attention des parents ou du malade. D'ailleurs que la saillie sublinguale ou sus-hyoïdienne prédomine, leurs caractères sont identiques. Point intéressant : en pressant sur la saillie sublinguale, on augmente la voussure sus-hyoïdienne et *vice versa*. On est tenté de penser qu'on chasse le contenu d'une poche dans l'autre. Mais c'est peu probable ; en tout cas, c'est inconstant. On repousse plutôt en masse toute la région et on fait surgir le kyste plutôt qu'on ne le distend. — Les kystes sublinguaux et sus-hyoïdiens suivent souvent les mouvements du larynx. On ne peut guère les confondre qu'avec des kystes séreux ou lymphangiomes kystiques. L'expérience apprend que les caractères du contenu seuls permettent d'affirmer le diagnostic. Quant à dire s'il s'agit de kystes *mucoïdes* ou *dermoïdes*, l'examen histologique est seul compétent. On sait que les kystes mucoïdes sont rares, relativement aux dermoïdes. Mais on doit y penser ; ce n'est d'ailleurs là qu'une subtilité de clinique élégante. Au point de vue thérapeutique, les cils vibratiles d'un kyste le condamnent à être énucléé, absolument comme s'il n'en avait pas.

CHAPITRE III

TRAITEMENT

A l'heure actuelle, l'extirpation est le seul mode de traitement des kystes dermoïdes. Dans les seuls cas où l'on se heurte à la pusillanimité de malades épouvantés par la pensée d'un coup de bistouri, on pourra avoir recours à l'incision simple, à la ponction avec un trocart, à l'injection de quelques gouttes de teinture d'iode ou de chlorure de zinc. Le résultat ne compense certainement pas l'absence des douleurs de l'opération que l'anesthésie eût d'ailleurs supprimées. Il se produit une fistule, quelquefois un petit phlegmon, et pendant plusieurs mois le malade roule dans sa bouche et avale les débris infectés de son kyste en voie d'élimination. Pour éviter que ces fistules, qui, par une tendance vraiment paradoxale, se forment dans la cavité buccale avec une surprenante facilité, ne s'oblitèrent avant que tout le contenu et toute la poche ne se soient éliminés, Trélat, Gosselin, etc., et à leur exemple Monod, incisaient la poche au thermo-cautère. L'observation communiquée par M. Monod à la Société de Chirurgie le 1er juillet 1891 est un exemple typique de ce mode de traitement: il s'agissait d'une jeune fille et M. Monod avait incisé par la bouche pour ne pas déterminer de cicatrice cutanée : six mois après l'incision, la jeune fille avait encore une petite fistule.

L'extirpation totale en un seul bloc est donc aujourd'hui admise ; on n'a guère avantage à vider le kyste par une ponction aspiratrice, comme l'a fait M. Quenu dans le fait communiqué à la Société de Chirurgie le 25 mai 1892 : « Après avoir insensibilisé la région avec de la » cocaïne, nous pratiquons une incision médiane, puis » nous retirons par ponction environ 20 grammes d'un » liquide clair, séreux ; une pince américaine bouche le » petit orifice du fin trocart, puis on énucléa la tumeur » avec assez de facilité, après avoir pris la précaution de » se rapprocher le plus près possible de sa paroi ; l'ex- » trémité de la tumeur écartait les deux géni-hyoïdiens. » 4 points de suture à la soie, dont 2 profonds, réunirent » complètement, sans drainage, la cavité résultant de l'ex- » tirpation. »

Cependant, quand le kyste est très volumineux, qu'il remplit la région opératoire, il peut être utile de diminuer son volume en l'évacuant partiellement : il est alors plus commode de le libérer à coups de ciseaux, sans risquer de blesser des artères ou des nerfs. C'est ainsi que procéda M. Poncet dans le cas publié par M. Delore : le kyste avait le volume d'une grosse orange.

Ceci établi, nous allons discuter quelle est la meilleure voie d'accès pour enlever ces kystes, et s'il est préférable, au point de vue de la facilité opératoire, des suites et de la guérison rapide, d'opérer par la bouche ou d'intervenir par le cou, c'est-à-dire la voie sus-hyoïdienne.

Historique. — M. Hartmann, dans l'article « kyste sub lingual » du traité de Duplay et Reclus, dit que « jusqu'à ces dernières années, on a fait l'extirpation par la voie buccale pour éviter une cicatrice extérieure. Actuellement, ajoute cet auteur, on revient à l'incision cutanée, préconisée autrefois par Denonvilliers et Padieu. » Cette assertion ne laisse pas que d'être en contradiction avec ce qu'on lit dans les classiques et les comptes rendus des Sociétés de chirurgie. Il y a, en effet, très peu de temps qu'on extirpe les kystes par la voie buccale : autrefois, si on suivait cette voie, c'était non pour les enlever, mais pour les ouvrir, les ponctionner, les cautériser. Les observations que nous reproduisons plus loin de Gerster (1883), Wright (1885), Fauvel (1885), Paget (1886), Monod (1891), en sont la preuve.

En réalité, c'est M. Quénu qui a le plus contribué à réhabiliter la voie buccale, comme il le dit lui-même, « voie délaissée par ses collègues et en particulier par M. Reclus et M. Gérard-Marchant ». M. Quénu, en 1892, rapporta quelques statistiques et montra que, contrairement à ce que l'on croyait communément, l'extirpation par la voie buccale était sans dangers, et même pouvait être suivie de réunion par première intention. Il rappela que, sur 46 cas, on avait pratiqué l'extirpation 24 fois par la bouche, mais que deux chirurgiens seuls avaient cherché et obtenu la cicatrisation *per primam* (Cas de Gerster *New-York med. Journal*, 1883, et Wright, *Medical Record*, 1885).

A l'époque préantiseptique, on comprend d'ailleurs que les chirurgiens aient eu quelque appréhension en fermant une plaie buccale, pour tenter d'obtenir la cicatrisation immédiate. Aujourd'hui la question est jugée : on fait couramment des ablations étendues de la langue et du plancher buccal, et si l'on prend la précaution de suturer les bords de la perte de substance par des fils « ramassant » les tissus en profondeur, la guérison sur-

vient sans incidents. L'essentiel est de ne pas laisser
d'espaces morts où les liquides septiques de la bouche
allumeront l'infection locale ou générale.

Avantages de l'extirpation par la voie buccale. — D'une
façon générale, l'extirpation des kystes sublinguaux par la
bouche présente les avantages suivants : au point de vue
opératoire, lorsque le kyste tend à s'énucléer dans la
bouche, on n'a point à faire de délabrements, la tumeur
est « à fleur de muqueuse », l'extirpation est facile, presque
exsangue, la section du pédicule fibreux généralement
aisée, la suture de la plaie presque toujours possible. Au
point de vue des *suites*, la guérison est rapide, et surtout
la malade ne paie pas l'enlèvement de son kyste aux
dépens d'une cicatrice indélébile, souvent insignifiante
pour un homme âgé, toujours humiliante pour une jeune
fille ou une femme même affranchie en apparence de
préoccupations esthétiques.

L'opération est facile quand le kyste fait saillie dans la
bouche ; on s'en rend compte surtout quand on a vu pra-
tiquer cette opération une fois ou qu'on l'a mise en
œuvre. Dans le cas où nous avons vu M. le professeur
Forgue intervenir, l'intervention était véritablement très
séduisante ; une pince amarrait la langue en haut, ce
qui augmentait encore la saillie de la tumeur dans la
bouche. Les ciseaux courbes, à petits coups, eurent vite
fait de dégager la tumeur, qui était bien, comme l'a fait
remarquer M. Berger à la Société de chirurgie en janvier dernier, « profonde dans la région sus-hyoïdienne,
superficielle dans la bouche ». Il n'y a pas de délabrement
à faire, pas de muscles à écarter ou à effondrer, pas de
plaie anfractueuse à créer. L'opération est exsangue, si
les ciseaux courbes ne quittent pas la tumeur et section-

nent les mêmes tractus fibreux du plan de clivage natu-
rel qui entoure le kyste. Il est bien inutile de traverser
la langue avec deux fils pour assurer l'hémostase des
linguales, comme le fit Wright, à moins que le kyste ne
soit à la fois intra et sublingual. Enfin, en faisant bascu-
ler le kyste autour de son point fixe, c'est-à-dire du
cordon fibreux qui l'agrafe aux apophyses géni, on coupe
presque à ciel ouvert, et dans une région non dange-
reuse (derrière la symphyse mentonnière), la dernière
adhérence qui maintient encore la poche kystique.

Quant aux *suites*, elles sont généralement simples et
pour plusieurs raisons, si on a capitonné ou simplement
suturé les lèvres de la muqueuse pour supprimer toute
plaie susceptible d'être une porte d'absorption aux agents
infectieux. D'abord parce que ces kystes se voient surtout
chez des jeunes, qui ont généralement une denture saine
et une bouche assez propre. Ensuite, parce que les tissus
de la face et de la bouche, très vasculaires, ont une puis-
sance de cicatrisation remarquable. Les délabrements
effrayants produits par la résection des mâchoires,
l'ablation de la langue, des joues, des lèvres, se réparent
malgré la contamination fatale par la salive, les aliments,
les sécrétions bronchiques et nasales. Les muqueuses se
cicatrisent merveilleusement et n'étaient les dépressions
qui trahissent les pertes de substance, on aurait peine à
croire que chez tel ou tel opéré on fait de si grandes
brèches.

Enfin, il n'y a pas de cicatrice visible. C'est un argu-
ment sans valeur, disait M. Gérard-Marchant en 1886.
Mais il y a 16 ans de cela, et c'était une objection paradoxale qui avait pour but d'établir la supériorité de l'ablation par la voie sus-hyoïdienne.

En réalité, M. Monod a donné la note juste et dans des

termes bien adéquats à l'idée en disant : « Une cicatrice,
» même à la suite de la meilleure réunion, est toujours
» visible, et la question vaut qu'on se la pose, lorsqu'il
» s'agit, comme dans mon cas, d'une jeune fille du monde,
» pour qui le mariage commence à avoir quelque attrait.
» Une cicatrice au cou ne va pas d'ordinaire sans quelque
» soupçon de lymphatisme. Je connais une mère dont
» j'ai opéré la fille d'un abcès ganglionnaire du cou ; la
» cicatrice était punctiforme ; et cependant je ne sais à
» quels artifices elle n'a pas eu recours pour dissimuler
» cette petite tare, qui, dans son esprit, devait nuire à
» l'établissement de son enfant, qui ne s'en est pas moins
» fort bien mariée. » (1)

Avantages et indications de l'extirpation par la voie sus-hyoïdienne. — Ceux-ci sont incontestables lorsqu'il s'agit
d'un kyste à la fois sublingual et sus-hyoïdien et que la
poche sus-hyoïdienne a un volume prédominant, et dans
tous les kystes franchement sus-hyoïdiens. Dans ce cas,
la poche est superficielle, elle est sous la peau ; on agirait
à tort par la bouche. Cela ne nécessite pas de commen-
taires. Donc les indications sont nettes.

Technique de l'extirpation par la voie buccale. — La dé-
sinfection de la bouche, le brossage des dents a été fait
les jours précédents. L'anesthésie à la cocaïne suffira chez
les adultes déterminés. Le chloroforme ou l'éther sera
nécessaire chez les enfants. La bouche maintenue large-
ment ouverte à l'aide d'un écarteur de mâchoires, on fixe
la langue avec une pince tire-balle et un aide l'attire en
haut. Ainsi le plancher buccal et la face inférieure de la

(1) Monod, *Société de Chirurgie*, 1891, p. 486.

portion linguale libre sont exposés. On incise alors la muqueuse sur la partie culminante de la tumeur, soit transversalement, comme l'a fait Verneuil dans le cas rapporté plus loin, soit d'arrière en avant parallèlement au frein, comme l'a fait M. Forgue. L'incision antéro-postérieure, médiane, n'expose pas à la blessure des canaux de Wharton. La muqueuse incisée, la poche, blanchâtre, tendue et lisse, apparaît. Le plan de clivage est ouvert, il n'y a plus qu'à le suivre. Avec une pince à dents de souris, on fixe le kyste, et avec l'index droit on le contourne en effondrant les mailles conjonctives qui le rattachent aux parties voisines. Les ciseaux courbes et mousses aident efficacement pour ce temps opératoire. On prend garde de ne point couper les muscles génio-glosses et génio-hyoïdiens qui sont souvent accolés à la poche et peuvent lui adhérer.

Pour cela, il est bon de tirer sur la poche avec la pince, de façon à l'extraire le plus possible. Un aide essuie avec des tampons ouatés sur une pince la cavité qui saigne en nappe. Quand il ne reste plus que le tractus fibreux qui rattache le kyste aux apophyses géni, on le coupe d'un coup de ciseaux. L'opération est terminée.

Si la plaie saigne, un lavage à l'eau antipyrinée ou mieux à l'eau oxygénée dédoublée, aidé d'une compression par un tampon de gaze, arrêtera le suintement. Il peut être nécessaire de lier deux ou trois artérioles.

Faut-il drainer, ou suturer en totalité ? Il vaut mieux suturer en capitonnant, sauf s'il s'agit d'un adulte dont la bouche est en mauvais état (carie dentaire, dents malpropres). Chez les enfants, on suturera : un surjet de catgut, qui se résorbera, réunira les lèvres de l'incision muqueuse, et l'on aura soin de prendre une petite épaisseur des tissus sous-jacents pour ne pas avoir de cavité

où puisse se faire de stagnation. Il est vrai qu'on s'expose
à étrangler sous les fils les canaux de Wharton ou les
canaux de Rivinus et de Bartholin. Mais l'expérience
montre que cela n'a pas d'inconvénients sérieux.

Les soins post-opératoires sont simples : alimentation
liquide pendant les premiers jours. Lavages de la bouche
avec une solution antiseptique toutes les deux heures. S'il
se produisait de la tuméfaction inflammatoire, si le malade
avait de la fièvre et souffrait de son plancher buccal, il
ne faut pas hésiter à faire sauter la suture ; en ce cas, on
se trouvera bien de faire toutes les deux heures, l'aspiration
des liquides qui stagnent dans la cavité opératoire. Des
lavages seront continués jusqu'à guérison complète. On
guérit aujourd'hui les phlegmons du plancher de la
bouche, par l'incision sublinguale, l'aspiration du pus et
les lavages antiseptiques. Mais une surveillance rigou-
reuse est nécessaire.

OBSERVATIONS

Observation Première

Marie Delange, 16 ans, domestique, entre en décembre 1890, dans le service du professeur Verneuil, salle Notre-Dame, n° 5.

Ses antécédents héréditaires et personnels ne présentent rien de particulier ; la santé générale est excellente, et la seule raison qui l'amène est la présence dans la bouche d'une tumeur qui gêne les mouvements de la langue. Cette tumeur est très vraisemblablement congénitale ; en effet, elle existe depuis la première enfance et il y a au moins douze ans que la malade la connaît.

D'abord grosse comme « une petite glande » et toujours nettement médiane, elle a crû progressivement avec l'âge, sans brusquerie, sans accidents d'inflammation quelconque, gênant fort peu. Toutefois cette marche tranquille paraît s'être activée dans ces dernières années, et c'est cette rapidité relative d'évolution, surtout apparente depuis trois ans, qui effraye quelque peu la malade, et la porte à réclamer une intervention.

Voici les détails relevés dès l'entrée et confirmés par des examens successifs :

On aperçoit sur le plancher de la bouche, au-dessous de la pointe de la langue, une tumeur qui s'offre avec les caractères suivants : le siège en est exactement médian, elle ne déborde pas plus à gauche qu'à droite.

Son volume est celui d'une noix verte, nettement arrondi de partout, sans bosselures. Les détails sont faciles à saisir, car la tumeur s'offre en majeure partie au-dessus du plan du plancher buccal, dépassant légèrement le niveau de l'arcade dentaire, et reportant en arrière la pointe de la langue. Elle ne proémine pas dans la région sus-hyoïdienne. Le doigt qui explore par cette voie s'aperçoit mal de sa présence. Il sent au contraire et très nettement la sangle musculaire du mylo-hyoïdien et les reliefs que forment sur les côtés de la ligne médiane les deux ventres antérieurs des digastriques dans l'abaissement volontaire de la mâchoire. Pas plus entre eux que sur leurs côtés, ne paraît s'engager le prolongement de la tumeur. Même lorsque la bouche est fermée, il faut être prévenu pour s'apercevoir que le plancher est très légèrement abaissé sur la ligne médiane (contesté même par quelques-uns).

La muqueuse a conservé sa couleur habituelle, elle est même un peu plus rouge que normalement sur la partie la plus élevée de la tumeur, et cela avant tout examen ayant pu l'irriter. Nul point offrant soit une teinte jaunâtre, soit la coloration bleutée de la plupart des grenouillettes.

La consistance explorée par le double toucher (buccal et sus-hyoïdien), révèle des particularités qu'il semble utile d'exposer avec quelques détails. Cette consistance est demi-molle. Quand on presse sur le point culminant de la tumeur, celle-ci s'élargit par les flancs, mais non franchement et vite comme le font les tumeurs à fluctuation nette ; il semble que cette réaction sous le doigt se produise avec une certaine paresse comme s'il s'agissait d'un contenu demi-liquide seulement. Si l'élargissement latéral est lent à se produire et lent à disparaître, il disparaît cependant en totalité, et la tumeur revient à sa forme première. Elle ne garde nulle part l'impression du doigt.

Telles sont les impressions recueillies par le doigt qui explore avec une certaine pression. Si on ne pratique qu'une palpation toute superficielle, la tumeur étant toujours soutenue par la main sus-hyoïdienne, on a la sensation d'une fluctuation très nette localisée à la partie culminante de la poche.

On ne peut savoir si la tumeur adhère profondément, ni à quel organe ces adhérences peuvent exister. Si elle touche latéralement le maxillaire et ne peut être mobilisée dans ce sens, en revanche, son va-et-vient dans le sens vertical est facile à obtenir. Le doigt, qui s'engage assez mal entre elle et le maxillaire par défaut d'espace, n'a aucune sensation de bride fibreuse la reliant à l'os.

Le maxillaire ni les dents ne sont déformés; la poche n'a d'ailleurs aucun rapport avec celles-ci.

Enfin, dernier détail important, c'est tout à fait à la partie antérieure de la tumeur qu'on trouve les orifices des canaux de Warthon, faciles à apercevoir, peu écartés l'un de l'autre, mais plutôt reportés en avant et en haut.

Tels sont les caractères objectifs de cette tumeur au demeurant peu gênante, car ni la mastication, ni la déglutition ne sont vraiment entravées. L'articulation des mots est plus atteinte, la voix de grenouille est des plus manifestes. Ce dernier détail, joint au souci de voir croître indéfiniment une tumeur déjà ancienne, mais non douloureuse, est la raison de l'entrée de la malade à l'hôpital.

Le diagnostic de tous fut « kyste dermoïde du plancher de la bouche », répondant à la variété ad-génien de

Gérard-Marchant. Trop de raisons plaidaient en faveur
de cette opinion pour que le doute fût possible : carac-
tère net de congénitalité, siège médian, évolution progres-
sive, absence de la coloration spéciale aux grenouillettes,
consistance particulière. Encore ce dernier détail eût-il
pu conduire à une fausse interprétation, en raison du
certain degré de fluctuation noté tout à l'heure. Mais on
passa outre provisoirement pour y songer de nouveau
plus tard, quand un détail anatomique (présence de liquide
dans la poche) vint donner la raison de son existence. On
ne pratique pas de ponction, et peut-être eût-on lieu de
s'en féliciter, comme il sera dit plus bas.

L'opération fut pratiquée par M. Verneuil le 18 janvier,
et conduite de la façon suivante. Chloroforme. Incision
transversale de 3 centimètres, à 8 ou 10 millimètres en
arrière des canaux de Warthon très apparents. Le bistouri est abandonné, et les doigts suffisent à décortiquer
une tumeur libre partout d'adhérences solides, sauf au
niveau des apophyses géni. En ce point l'opérateur rencontre une bride fibreuse courte (3 à 4 millimètres environ), assez résistante, mais quicède à la traction, sans qu'il
soit même nécessaire d'y porter les ciseaux. Pas d'adhérences au tissu musculaire. La poche était comme encap-
sulée dans un tissu cellulaire peu résistant, l'isolant de
tous les organes voisins. Son ablation faite, un tamponnement de quelques minutes arrête toute trace d'hémorragie, et la plaie fut simplement bourrée de gaze
iodoformée sans suture.

Mais le point intéressant a trait à une ponction qu'on
fit dans la poche à demi-décortiquée, dans le but de
recueillir à la pipette et d'examiner au point de vue bactériologique une partie de son contenu. Cette ponction
donna issue à du liquide à peine citrin, d'apparence

séreuse. Une certaine hésitation suivit cette ponction quant à la valeur du diagnostic posé, mais quelques grumeaux blanchâtres venant à la suite du liquide et, d'ailleurs, d'autres signes firent revenir à l'idée de kyste dermoïde. La suite de l'opération en démontra la justesse.

Les suites furent simples. Lavages au chloral 2 %₀ fréquents ; le tampon est enlevé après 24 heures. Pas de fièvre. Pas de trace de suppuration, mais il est certain qu'il se forma du pus, car une hémorragie secondaire se produisit 8 jours après. Elle fut arrêtée par la compression et la guérison reprit son cours. Il faut remarquer que cette hémorragie secondaire coïncida avec la menstruation. Le 15° jour, la malade quittait l'hôpital. La cicatrisation atteignait le niveau du plancher, les douleurs étaient nulles, à peine une certaine sensation de gêne au niveau de la cicatrice récente.

Voici les analyses faites par M. Beretta, chef du laboratoire à l'Hôtel-Dieu.

Analyse bactériologique. — « Pendant l'opération, après que M. Verneuil eut incisé et disséqué la muqueuse du plancher de la bouche, j'ai plongé une pipette en travers de la paroi de la poche. J'ai retiré une certaine quantité de liquide séreux, bientôt suivi de légers fragments de matière molle, blanchâtre. Malheureusement, une des pinces qui écartaient la muqueuse fut trop tôt déplacée et un peu de sang se répandit sur la paroi ».

« La tumeur une fois enlevée, je la piquai de nouveau après stérilisation de sa surface. J'ensemençai deux tubes de bouillon peptonisé. Le premier, dont j'avais lieu de me défier en raison du petit accident signalé plus haut, me donna des intercultures ; mais le second, pour lequel

— 39 —

toute cause d'erreur avait été écartée, resta limpide. Conclusion : pas de micro-organismes. »

Analyse histologique. — La tumeur, du volume d'une petite mandarine, était remplie (sous la couche de liquide séreux évaluée à 2 ou 3 grammes) d'un mastic blanc grisâtre, représentant exactement, comme couleur et aspect général, la glace au café. Ce mastic se montra formé de cellules plates, sans noyaux, ne se colorant pas. De plus, quelques tables de cholestérine.

La tumeur vidée, puis bourrée de coton, fut conservée dans le liquide de Muller.

L'examen histologique permet de reconnaître qu'il s'agit d'un kyste dermoïde.

Observation II

Énorme kyste branchial du plancher de la bouche.
(Docteur Xavier Delore. — *Gazette hebdomadaire de méd. et de chir.*, 1900)

Prêtre de 45 ans, sans aucun trouble de développement, sans antécédents dignes d'attirer l'attention.

Il y a six ou sept ans seulement, qu'il commença à ressentir une légère difficulté pour parler et pour manger. Son médecin, le docteur Padzinski, découvrit alors une tuméfaction médiane du plancher buccal, dont la nature parut douteuse.

L'augmentation de volume de cette saillie entraîna, au bout de deux à trois ans, des troubles plus accentués de la déglutition et de la parole ; de plus, des accès de suffocation se produisirent à plusieurs reprises pendant la nuit, dans la station horizontale, la tumeur refoulant à ce moment la base de la langue contre l'isthme du gosier.

Ces symptômes s'accompagnaient de pituite matutinale, d'oppression et de fatigue rapide de la marche. L'appétit était diminué.

Cette situation persistait depuis quatre ou cinq ans lorsque, dans les premiers jours de décembre 1899, à la suite d'un refroidissement, les phénomènes d'asphyxie momentanée s'accentuèrent à tel point que le malade se décida à une intervention et consulta M. Poncet.

La tumeur, du volume d'une grosse orange arrondie, recouverte d'une muqueuse lisse, apparaissait à l'ouverture de la bouche, près de la ligne médiane, dans le sillon glosso-dentaire, soulevant la langue contre la voûte palatine et la déjetant légèrement à droite. Une ligne médiane la divisait en deux parties, dont la gauche représentait environ les deux tiers de la masse totale.

La région sus-hyoïdienne était allongée, plus aplatie qu'à l'état normal, parce qu'elle était refoulée par la tumeur.

La tumeur avait, sous les doigts, une mollesse particulière ; les mouvements déterminaient à sa surface l'apparition d'un tremblement analogue à celui qu'on peut constater dans les kystes à tension liquide modérée. Fluctuation nette.

Avec un doigt dans la bouche et un autre dans la région sus-hyoïdienne, on prenait toute la masse et l'on constatait qu'elle arrivait au contact de l'os hyoïde en bas, de la face postérieure du maxillaire inférieur en haut. Elle est mobile avec la langue, l'os hyoïde, auquel elle adhère manifestement ; il est difficile de reconnaître s'il existe une adhérence au maxillaire.

M. le professeur Poncet ponctionne avec un trocart la saillie intra-buccale. Il s'écoule un liquide mi-solide, mi-liquide, huileux, rougeâtre, contenant des paillettes de cholestérine, de la matière sébacée plus ou moins concrétée. Cette substance, tout à fait caractéristique, de la nature du kyste, remplit un grand verre.

L'évacuation partielle de la poche diminue le volume des 3/4. Dès lors la membrane kystique, très résistante, est énucléée à travers une incision de la muqueuse sur quelques centimètres au moyen des doigts.

La poche adhère en haut aux apophyses géni, en bas à l'os hyoïde : ces tractus fibreux doivent être sectionnés aux ciseaux. L'extirpation fut complète, la cavité enlevée ne présentant aucune solution de continuité.

La tumeur avait dissocié les génio-glosses et les génio-hyoïdiens entre lesquels elle passait comme à travers une boutonnière. La paroi avait une structure nettement dermoïde.

Tamponnement de la cavité avec un drain entouré de gaze iodoformée.

Au huitième jour, s'étant oblitérée trop rapidement, il se forme une cavité au-dessus de l'os hyoïde que nous ouvrîmes très simplement avec le doigt, en écartant les surfaces collées imparfaitement. Il s'écoula une assez grande quantité de liquide puriforme. La guérison fut dès lors rapide, grâce à des lavages fréquents pratiqués sur la surface opératoire et à un drain permanent.

Observation III

(Hofmohl. — *Wiener Medizin.* Presse, 1881)

Femme 28 ans. Petite tumeur mobile à la région sous-mentonnière qu'elle n'a remarquée que depuis 6 mois. Absolument indolente, ne cause aucune gêne. On pense à un ganglion lymphatique, mais peu à peu la tumeur grossit, devient saillante au-dessous de la langue et gêne la mastication et la phonation.

A ce moment, on observe sur la ligne médiane du cou, une tumeur de la grosseur d'un œuf de poule, au-dessus de l'os hyoïde, molle, très élastique ; dans la bouche, seconde tumeur au-dessous de la langue ; s'étendant également des deux côtés du frein, très élastique à la pression sur la tumeur sus-hyoïdienne ; la saillie intra-buccale s'accentue et on perçoit de la fluctuation ; on porte le diagnostic de grenouillette. A l'incision, à gauche du frein de la langue, il sortit une masse jaunâtre, molle ; la poche fut facile à énucléer ; elle était formée d'une paroi conjonctive avec des vaisseaux, recouverte d'une couche de Malpighi, le contenu étant formé de cellules épidermiques. Drainage de la plaie. Guérison.

Observation IV

(Barker. — Trans. of the clin. Soc. of London, 1883)

J'ai vu un autre cas semblable au précédent. Il était situé également entre les muscles génio et hypo-glosse. Il avait la même apparence nacrée et le même contenu. Comme il était moins volumineux, je pus le disséquer par la bouche, la femme s'y prêtant facilement.

Guérison sans suppuration en peu de jours.

Observation V

(Gerster. — N. York med. Journ., 1883).

Jeune fille, 13 ans, tumeur de la grosseur d'une noix, occupant les deux tiers de la longueur de la langue. On diagnostique un hygroma. Trouvant des parois épaisses, le chirurgien se décide à l'opération. Il lie d'abord l'artère linguale. La tumeur est découverte par une incision menée sur le bord de la langue, et ce sac est incisé avec des ciseaux à l'aide de la pince. Suture de la plaie au fil de soie. Gaze iodoformée. Guérison. L'enfant quitte l'hôpital 5 jours après l'opération.

Observation VI

(Wright. — *The medical Record*, 1885).

Fille, 6 ans. Langue après la naissance légèrement portée en dehors, ce qui n'empêche pas la succion : à 2 ans, elle grossit tellement en peu de mois que l'enfant ne peut la ramener en arrière des arcades dentaires, qu'avec la plus grande difficulté. Mastication impossible depuis un an et demi. Alimentation exclusivement liquide.

A l'examen de l'enfant à 6 ans, la langue est projetée en dehors des incisives d'une longueur de 2 pouces et demi et mesure 5 pouces de circonférence.

Parole altérée, salivation continuelle. On fait difficilement rentrer la langue dans la bouche. Au toucher, sensation de fluctuation, diagnostic de kyste. La malade étant éthérisée, le porte-aiguille légèrement courbé, portant une double ligature de soie, fut passé à travers la base de la langue : on enlève les aiguilles et on noue chacun des fils, de façon à assurer l'hémostase. La tumeur incisée, il sort trois onces d'un liquide jaunâtre épais. La langue exubérante malgré l'évidement du kyste, on l'ampute au niveau des incisives. Ligature des vaisseaux avec la soie phéniquée. Les ligatures temporaires de la base de la

langue sont enlevées, la plaie est suturée. Guérison
rapide.

Observation VII

(Fawel. — *The Lancet*, 1885).

Fille, 17 ans; tumeur au dessous de la langue, du
volume d'une petite orange, remplissant la bouche,
repoussant la langue vers la voûte palatine. La malade ne
peut avaler rien de solide ; elle affirme que toute sa vie
elle a eu une petite grosseur à cette région et qu'elle n'a
augmenté de volume que depuis trois mois.

Un médecin a déjà passé un séton et incisé la tumeur,
mais celle-ci s'est vite reformée et a dépassé son volume
primitif. Saisissant la partie antérieure de la tumeur avec
une pince à forci-pressure et excisant une partie considérable de la paroi antérieure, on voit s'échapper une grande
quantité de matière sébacée épaisse dans laquelle les poils
étaient mêlés ; la plaie se cicatrisa rapidement et 9 mois
après il n'y avait pas de récidive.

Observation VIII

(Pagel. — *Trans. of the pathol. Soc. of London*, 1886)

Petite fille. Kyste sous la langue, sur la ligne médiane
du plancher de la bouche, offrant l'apparence d'un abcès.
Il a été incisé deux fois, et un liquide épais, semblable à
du pus, en est sorti. Comme il a récidivé on le dissèque :
il mesure environ 3/4 de pouce de diamètre.

La surface intérieure est constituée par un épiderme,
avec quelques poils très fins ; les papilles de chorion et

cette partie de chorion qui est située au-dessous du réseau de Malpighi, sont chargées d'un pigment noir, granuleux.

Observation IX

(Lédiard. — Path. Soc. of London, 1888)

Enfant de 6 ans. Tumeur au centre de la langue, remarquée depuis sa naissance, qui augmente rapidement de volume depuis peu. La bouche est tenue ouverte et la langue globuleuse est projetée entre les lèvres ; voix indistincte. Quelques-unes des dents incisives sont tombées par la pression ; les bords alvéolaires de la mâchoire sont déplacés en avant pour la même raison. Frein de la langue ulcéré. Le kyste est facilement détaché de ses attaches lâches et l'enfant guérit rapidement. Il mesure 2 pouces de longueur, la partie la plus large un peu plus de 1 pouce. La paroi est mince et demi-transparente, le contenu fluide, de couleur brune.

L'examen histologique montre des corpuscules muqueux, des granulations graisseuses de l'épithélium, des cristaux de phosphate et de cholestérine.

Observation X

(Richet. — In thèse Landetta, Paris, 1803)

M. Richet fut consulté, à la fin du mois d'octobre 1860, pour un enfant âgé de quelques jours ; il est né le 2 octobre 1860. L'enfant avait de la difficulté de plus en plus prononcée de prendre le sein. M. Richet, examinant la bouche de l'enfant, vit la langue soulevée par une tumeur

de la grosseur d'une petite noix située sur le plancher
buccal presque entièrement. M. Richet pensa à une grenouillette. Le siège, la forme oblongue et la sensation de
fluctuation lui firent porter ce diagnostic. Il passa un
séton, qui ne laissa pas écouler de liquide, mais une
masse solide semblable à de la matière sébacée ; l'enfant
garda son séton jusqu'en janvier 1861, sans grande dimi-
nution de la tumeur. A cette époque, M. Richet plaça un
second séton avec un fil plus gros. L'enfant était très
amaigri.

Le 15 février, M. Richet retira le séton, excisa une
portion de la paroi du kyste et cautérisa le fond avec le
nitrate d'argent. Cette opération réussit et un nouvel examen, le 2 mars, fait constater l'absence de la tumeur.
L'enfant, ramené vers la fin du mois de mars, avait à ce
moment une légère saillie arrondie au niveau du plancher
buccal. Depuis, l'enfant ne fut plus ramené.

Observation XI

(Denonvilliers et Verneuil. — *In* thèse Landetta, 1863)

Le nommé Nisen, âgé de 28 ans, journalier, entre le
28 décembre 1860 à l'hôpital Saint-Louis, salle Saint-
Augustin, pour une tumeur volumineuse occupant le
plancher de la bouche. A l'âge de 6 ou 8 ans, il commença
à remarquer une petite tumeur indolente au-dessous de
la langue et sur la ligne médiane. Cette tumeur s'est
surtout accrue, depuis les 2 dernières années qui ont
précédé son entrée à l'hôpital.

Cette tumeur, du volume d'une petite orange, globuleuse, s'élève au-dessus de l'arcade dentaire inférieure

qui n'a subi aucune déviation. La langue est rejetée en haut et en arrière et on n'aperçoit, quand le malade ouvre la bouche, que le bord antérieur de la langue tout à fait au sommet de la tumeur et très près de la voûte palatine; en arrière, la tumeur s'étend jusqu'à l'extrémité de l'arcade alvéolo-dentaire.

Pas de saillie extérieure dans la région sus-hyoïdienne. Muqueuse normale comme coloration, mobile sur la tumeur ; on aperçoit à sa surface les orifices des canaux de Warthon.

La tumeur est manifestement fluctuante. M. Denonvilliers, après examen, diagnostiqua une grenouillette constituée par un kyste indépendant des canaux de Warthon. Tous les caractères extérieurs de la tumeur justifiaient pleinement cette opinion. Les commémoratifs auraient peut-être pu mettre sur la voie du diagnostic en montrant que le malade portait cette tumeur depuis son enfance.

Quoi qu'il en soit, M. Denonvilliers décida qu'on ferait une ponction.

Le 28 décembre, un trocart est enfoncé dans la tumeur, mais, malgré des pressions assez fortes exercées sur le kyste, il est impossible de faire sortir aucun liquide par la canule.

Celle-ci ayant été retirée, on aperçoit, faisant saillie à l'extérieur de la petite plaie, une matière concrète d'un blanc jaunâtre.

On incise la tumeur qui contient une substance analogue au contenu de certains kystes dermoïdes.

On a extrait 100 grammes de cette substance, mais la totalité du contenu du kyste n'a pu être évacuée. Un doigt introduit dans la poche fait sentir une cavité parfaitement régulière séparée de la peau de la région sus-hyoïdienne.

par une grande épaisseur de parties molles. Une mèche de charpie est introduite dans la cavité kystique. La suppuration s'établit au bout de cinq à six jours. On fait des injections iodées dans la poche.

Aujourd'hui, 15 février, la tumeur a diminué de volume, la langue peut être projetée au dehors. Encore un peu de suppuration.

Ces renseignements s'arrêtent au mois de février.

L'année suivante, M. Verneuil opéra de nouveau le même malade en été. Pendant le printemps de l'année 1861, on avait cessé les injections iodées, vu la disparition de la tumeur. La plaie s'était cicatrisée, mais la tumeur grossissait peu à peu. Enfin, au mois de septembre, la tumeur avait acquis le même volume que la première fois. Le bord alvéolaire, dit M. Verneuil, est déformé, il est projeté en avant, devenu presque horizontal, les incisives inférieures sont très écartées.

Opération. — Je soulève un pli de la muqueuse sur la ligne médiane et je fais à cet endroit une petite incision de 2 centimètres, puis je procède à l'énucléation de la tumeur au moyen d'une sonde cannelée qui glisse sans difficulté entre la face profonde de la muqueuse et la face externe de la tumeur, en contournant celle-ci doucement. J'agrandis l'incision primitive, qui présente alors une étendue de 3 centimètres. Ceci fait, je substitue à la sonde cannelée l'extrémité de mon doigt et je complète sans peine l'énucléation. En refoulant les lèvres de l'incision de la muqueuse, la tumeur sort d'elle-même. Elle était isolée dans presque toute son étendue, sauf à sa partie inférieure. Sauf un léger écoulement sanguin produit par la plaie faite à la muqueuse buccale, aucun vaisseau considérable n'a été lésé. La tumeur, enlevée tout entière, n'a pas été ouverte pendant l'opération. Elle présente le volume d'un petit œuf de poule. Les canaux de Warthon n'ont pas été intéressés, ils étaient probablement refoulés vers les parties inférieures. La paroi inférieure de la cavité ainsi obtenue est constituée par les muscles du plancher de la bouche, la paroi supérieure par la face inférieure de la langue. La face profonde de la muqueuse du plancher buccal constitue sa paroi antérieure ; la paroi postérieure est formée par la rencontre de la face inférieure de la langue avec le plancher buccal.

Caractères de la tumeur. — Très régulière, constituée par deux tuniques et un contenu. La tunique externe est fibreuse, blanche, résistante et d'une épaisseur de 0ᵐ001. La tunique interne, bien séparée de la précédente par une couche de tissu cellulaire lâche, est beaucoup plus mince, légèrement lisse, rosée et munie d'un réseau vasculaire délié. Après l'avoir débarrassé de son contenu, j'y reconnais très distinctement : 1° un revêtement épithélial stratifié ; 2° une quantité notable de poils follets avec leurs follicules.

Mascarel. — Thèse de Paris, 1808-99, n° 293.

Monod. — Bull. de Société de chirurgie, 1891, p. 482.

Neumann. — Arch. für klinische chirurgie, 1877, Bd. XX.

Nicaise. — Bulletin de la Soc. de chirurgie, 1881, p. 498.

Ozenne. — Arch. gén. de méd., 1883, p. 825.

Patel. — Arch. provinciales de chirurgie, 1901, p. 409.

Pillon. — Thèse de Nancy, 1883.

Poncet. — Bull. Soc. chirurgie, 1886, p. 455.

Reclus. — Gazette hebdomadaire de méd. et de chir., 1887, p. 75.

Rolland. — Thèse de Montpellier, 1893-94, n° 20.

Verchère et Denucé. — Bull. Soc. anatomique, 1885, p. 467.

Verneuil. — Bull. Soc. anatomique, 1872, p. 110.

Verneuil et Clado. — Acad. des sciences, 1888, p. 973.

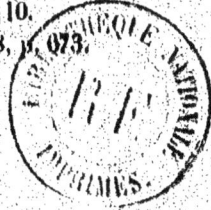

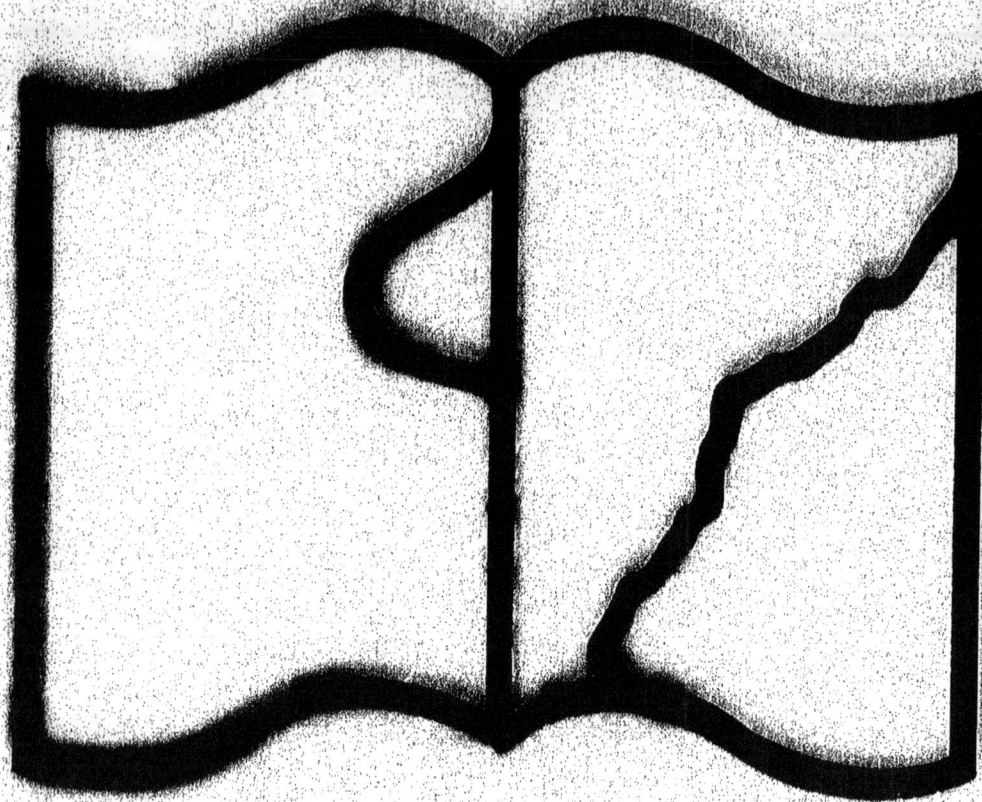

Texte détérioré — reliure défectueuse

NF Z 43-120-11

www.ingramcontent.com/pod-product-compliance
Lightning Source LLC
Chambersburg PA
CBHW071351200326
41520CB00013B/3188